**Ein Bild
vom Baby**

Name _____

Geburtsdatum _____

Geburtsgewicht _____

Geburtslänge _____

Adresse _____

_____

_____

Wichtige Kontakte

Datum: 17.04.2019   Mo Di ~~Mi~~ Do Fr Sa So

🕐	Brust links rechts	Minuten	Flasche in ml	Schlaf in min	Windel Urin Stuhl	Notizen
6: ___	L R				U S	
7: 44	~~L~~ R	20			U S	
8: ___	L R			58	U S	🌡37,2
9: ___	L R				~~U~~ S	
10: 25	L ~~R~~	15			U S	
11: ___	L R				U S	
12: ___	L R				U S	
13: ___	L R				U S	
14: 52	L R		100		U ~~S~~	🌡37,3
15: ___	L R				U S	
16: ___	L R				U S	
17: ___	L R				U S	
18: 05	~~L~~ ~~R~~	30			U S	
19: ___	L R				U S	
20: ___	L R				U S	🌡37,5
21: ___	L R				~~U~~ S	
22: ___	L R				U S	
23: 00	L R		130	120	U S	War super gelaunt
24: ___	L R				U S	
1: ___	L R				U S	
2: ___	L R				U S	
3: ___	L R				U S	
4: ___	L R				U S	
5: ___	L R				U S	
Tag		65	230	178		

Datum: _____   **Mo Di Mi Do Fr Sa So**

🕐	Brust links rechts	Minuten	Flasche in ml	Schlaf in min	Windel Urin Stuhl	Notizen
6: ___	L R				U S	
7: ___	L R				U S	
8: ___	L R				U S	🌡
9: ___	L R				U S	
10: ___	L R				U S	
11: ___	L R				U S	
12: ___	L R				U S	
13: ___	L R				U S	
14: ___	L R				U S	🌡
15: ___	L R				U S	
16: ___	L R				U S	
17: ___	L R				U S	
18: ___	L R				U S	
19: ___	L R				U S	
20: ___	L R				U S	🌡
21: ___	L R				U S	
22: ___	L R				U S	
23: ___	L R				U S	
24: ___	L R				U S	
1: ___	L R				U S	
2: ___	L R				U S	
3: ___	L R				U S	
4: ___	L R				U S	
5: ___	L R				U S	
Tag						

Datum: _____						Mo Di Mi Do Fr Sa So	

🕐	Brust links rechts	Minuten	Flasche in ml	Schlaf in min	Windel Urin Stuhl		Notizen
6: ___	L R				U	S	
7: ___	L R				U	S	
8: ___	L R				U	S	🌡
9: ___	L R				U	S	
10: ___	L R				U	S	
11: ___	L R				U	S	
12: ___	L R				U	S	
13: ___	L R				U	S	
14: ___	L R				U	S	🌡
15: ___	L R				U	S	
16: ___	L R				U	S	
17: ___	L R				U	S	
18: ___	L R				U	S	
19: ___	L R				U	S	
20: ___	L R				U	S	🌡
21: ___	L R				U	S	
22: ___	L R				U	S	
23: ___	L R				U	S	
24: ___	L R				U	S	
1: ___	L R				U	S	
2: ___	L R				U	S	
3: ___	L R				U	S	
4: ___	L R				U	S	
5: ___	L R				U	S	
Tag							

Datum: _____ **Mo Di Mi Do Fr Sa So**

🕐	Brust links rechts	Minuten	Flasche in ml	Schlaf in min	Windel Urin Stuhl	Notizen
6: ___	L R				U S	
7: ___	L R				U S	
8: ___	L R				U S	🌡
9: ___	L R				U S	
10: ___	L R				U S	
11: ___	L R				U S	
12: ___	L R				U S	
13: ___	L R				U S	
14: ___	L R				U S	🌡
15: ___	L R				U S	
16: ___	L R				U S	
17: ___	L R				U S	
18: ___	L R				U S	
19: ___	L R				U S	
20: ___	L R				U S	🌡
21: ___	L R				U S	
22: ___	L R				U S	
23: ___	L R				U S	
24: ___	L R				U S	
1: ___	L R				U S	
2: ___	L R				U S	
3: ___	L R				U S	
4: ___	L R				U S	
5: ___	L R				U S	
Tag						

Datum: _____						Mo Di Mi Do Fr Sa So

🕐	Brust links rechts	Minuten	Flasche in ml	Schlaf in min	Windel Urin Stuhl	Notizen
6: ___	L R				U S	
7: ___	L R				U S	
8: ___	L R				U S	🌡
9: ___	L R				U S	
10: ___	L R				U S	
11: ___	L R				U S	
12: ___	L R				U S	
13: ___	L R				U S	
14: ___	L R				U S	🌡
15: ___	L R				U S	
16: ___	L R				U S	
17: ___	L R				U S	
18: ___	L R				U S	
19: ___	L R				U S	
20: ___	L R				U S	🌡
21: ___	L R				U S	
22: ___	L R				U S	
23: ___	L R				U S	
24: ___	L R				U S	
1: ___	L R				U S	
2: ___	L R				U S	
3: ___	L R				U S	
4: ___	L R				U S	
5: ___	L R				U S	
Tag						

Datum: _____							Mo Di Mi Do Fr Sa So

🕐	Brust links rechts	Minuten	Flasche in ml	Schlaf in min	Windel Urin Stuhl		Notizen
6: ___	L R				U	S	
7: ___	L R				U	S	
8: ___	L R				U	S	🌡
9: ___	L R				U	S	
10: ___	L R				U	S	
11: ___	L R				U	S	
12: ___	L R				U	S	
13: ___	L R				U	S	
14: ___	L R				U	S	🌡
15: ___	L R				U	S	
16: ___	L R				U	S	
17: ___	L R				U	S	
18: ___	L R				U	S	
19: ___	L R				U	S	
20: ___	L R				U	S	🌡
21: ___	L R				U	S	
22: ___	L R				U	S	
23: ___	L R				U	S	
24: ___	L R				U	S	
1: ___	L R				U	S	
2: ___	L R				U	S	
3: ___	L R				U	S	
4: ___	L R				U	S	
5: ___	L R				U	S	
Tag							

| Datum: _____ | | | | | | | Mo Di Mi Do Fr Sa So |

Datum: _____   **Mo Di Mi Do Fr Sa So**

🕐	Brust links rechts	Minuten	Flasche in ml	Schlaf in min	Windel Urin Stuhl		Notizen
6: ___	L R				U	S	
7: ___	L R				U	S	
8: ___	L R				U	S	🌡
9: ___	L R				U	S	
10: ___	L R				U	S	
11: ___	L R				U	S	
12: ___	L R				U	S	
13: ___	L R				U	S	
14: ___	L R				U	S	🌡
15: ___	L R				U	S	
16: ___	L R				U	S	
17: ___	L R				U	S	
18: ___	L R				U	S	
19: ___	L R				U	S	
20: ___	L R				U	S	🌡
21: ___	L R				U	S	
22: ___	L R				U	S	
23: ___	L R				U	S	
24: ___	L R				U	S	
1: ___	L R				U	S	
2: ___	L R				U	S	
3: ___	L R				U	S	
4: ___	L R				U	S	
5: ___	L R				U	S	
Tag							

Datum: _____ **Mo Di Mi Do Fr Sa So**

🕐	Brust links rechts	Minuten	Flasche in ml	Schlaf in min	Windel Urin Stuhl	Notizen
6: ___	L R				U S	
7: ___	L R				U S	
8: ___	L R				U S	🌡
9: ___	L R				U S	
10: ___	L R				U S	
11: ___	L R				U S	
12: ___	L R				U S	
13: ___	L R				U S	
14: ___	L R				U S	🌡
15: ___	L R				U S	
16: ___	L R				U S	
17: ___	L R				U S	
18: ___	L R				U S	
19: ___	L R				U S	
20: ___	L R				U S	🌡
21: ___	L R				U S	
22: ___	L R				U S	
23: ___	L R				U S	
24: ___	L R				U S	
1: ___	L R				U S	
2: ___	L R				U S	
3: ___	L R				U S	
4: ___	L R				U S	
5: ___	L R				U S	
Tag						

Datum: _____							Mo Di Mi Do Fr Sa So

🕐	Brust links rechts	Minuten	Flasche in ml	Schlaf in min	Windel Urin	Stuhl	Notizen
6: ___	L R				U	S	
7: ___	L R				U	S	
8: ___	L R				U	S	🌡
9: ___	L R				U	S	
10: ___	L R				U	S	
11: ___	L R				U	S	
12: ___	L R				U	S	
13: ___	L R				U	S	
14: ___	L R				U	S	🌡
15: ___	L R				U	S	
16: ___	L R				U	S	
17: ___	L R				U	S	
18: ___	L R				U	S	
19: ___	L R				U	S	
20: ___	L R				U	S	🌡
21: ___	L R				U	S	
22: ___	L R				U	S	
23: ___	L R				U	S	
24: ___	L R				U	S	
1: ___	L R				U	S	
2: ___	L R				U	S	
3: ___	L R				U	S	
4: ___	L R				U	S	
5: ___	L R				U	S	
Tag							

🕐	Brust links rechts	Minuten	Flasche in ml	Schlaf in min	Windel Urin Stuhl	Notizen
Datum: _____						**Mo Di Mi Do Fr Sa So**
6: ___	L R				U S	
7: ___	L R				U S	
8: ___	L R				U S	🌡
9: ___	L R				U S	
10: ___	L R				U S	
11: ___	L R				U S	
12: ___	L R				U S	
13: ___	L R				U S	
14: ___	L R				U S	🌡
15: ___	L R				U S	
16: ___	L R				U S	
17: ___	L R				U S	
18: ___	L R				U S	
19: ___	L R				U S	
20: ___	L R				U S	🌡
21: ___	L R				U S	
22: ___	L R				U S	
23: ___	L R				U S	
24: ___	L R				U S	
1: ___	L R				U S	
2: ___	L R				U S	
3: ___	L R				U S	
4: ___	L R				U S	
5: ___	L R				U S	
Tag						

Datum: _____					Mo Di Mi Do Fr Sa So	

🕐	Brust links rechts	Minuten	Flasche in ml	Schlaf in min	Windel Urin Stuhl	Notizen
6: ___	L R				U S	
7: ___	L R				U S	
8: ___	L R				U S	🌡
9: ___	L R				U S	
10: ___	L R				U S	
11: ___	L R				U S	
12: ___	L R				U S	
13: ___	L R				U S	
14: ___	L R				U S	🌡
15: ___	L R				U S	
16: ___	L R				U S	
17: ___	L R				U S	
18: ___	L R				U S	
19: ___	L R				U S	
20: ___	L R				U S	🌡
21: ___	L R				U S	
22: ___	L R				U S	
23: ___	L R				U S	
24: ___	L R				U S	
1: ___	L R				U S	
2: ___	L R				U S	
3: ___	L R				U S	
4: ___	L R				U S	
5: ___	L R				U S	
Tag						

Datum: _____					Mo Di Mi Do Fr Sa So	

🕐	Brust links rechts	Minuten	Flasche in ml	Schlaf in min	Windel Urin Stuhl	Notizen
6: ___	L R				U S	
7: ___	L R				U S	
8: ___	L R				U S	🌡
9: ___	L R				U S	
10: ___	L R				U S	
11: ___	L R				U S	
12: ___	L R				U S	
13: ___	L R				U S	
14: ___	L R				U S	🌡
15: ___	L R				U S	
16: ___	L R				U S	
17: ___	L R				U S	
18: ___	L R				U S	
19: ___	L R				U S	
20: ___	L R				U S	🌡
21: ___	L R				U S	
22: ___	L R				U S	
23: ___	L R				U S	
24: ___	L R				U S	
1: ___	L R				U S	
2: ___	L R				U S	
3: ___	L R				U S	
4: ___	L R				U S	
5: ___	L R				U S	
Tag						

Datum: _____							Mo Di Mi Do Fr Sa So

🕐	Brust links rechts	Minuten	Flasche in ml	Schlaf in min	Windel Urin Stuhl		Notizen
6: ___	L R				U	S	
7: ___	L R				U	S	
8: ___	L R				U	S	🌡
9: ___	L R				U	S	
10: ___	L R				U	S	
11: ___	L R				U	S	
12: ___	L R				U	S	
13: ___	L R				U	S	
14: ___	L R				U	S	🌡
15: ___	L R				U	S	
16: ___	L R				U	S	
17: ___	L R				U	S	
18: ___	L R				U	S	
19: ___	L R				U	S	
20: ___	L R				U	S	🌡
21: ___	L R				U	S	
22: ___	L R				U	S	
23: ___	L R				U	S	
24: ___	L R				U	S	
1: ___	L R				U	S	
2: ___	L R				U	S	
3: ___	L R				U	S	
4: ___	L R				U	S	
5: ___	L R				U	S	
Tag							

Datum: _____						Mo Di Mi Do Fr Sa So	

🕐	Brust links rechts	Minuten	Flasche in ml	Schlaf in min	Windel Urin Stuhl		Notizen
6: ___	L R				U	S	
7: ___	L R				U	S	
8: ___	L R				U	S	🌡
9: ___	L R				U	S	
10: ___	L R				U	S	
11: ___	L R				U	S	
12: ___	L R				U	S	
13: ___	L R				U	S	
14: ___	L R				U	S	🌡
15: ___	L R				U	S	
16: ___	L R				U	S	
17: ___	L R				U	S	
18: ___	L R				U	S	
19: ___	L R				U	S	
20: ___	L R				U	S	🌡
21: ___	L R				U	S	
22: ___	L R				U	S	
23: ___	L R				U	S	
24: ___	L R				U	S	
1: ___	L R				U	S	
2: ___	L R				U	S	
3: ___	L R				U	S	
4: ___	L R				U	S	
5: ___	L R				U	S	
Tag							

Datum: _____   **Mo Di Mi Do Fr Sa So**

🕐	Brust links rechts	Minuten	Flasche in ml	Schlaf in min	Windel Urin Stuhl	Notizen
6: ___	L R				U S	
7: ___	L R				U S	
8: ___	L R				U S	🌡
9: ___	L R				U S	
10: ___	L R				U S	
11: ___	L R				U S	
12: ___	L R				U S	
13: ___	L R				U S	
14: ___	L R				U S	🌡
15: ___	L R				U S	
16: ___	L R				U S	
17: ___	L R				U S	
18: ___	L R				U S	
19: ___	L R				U S	
20: ___	L R				U S	🌡
21: ___	L R				U S	
22: ___	L R				U S	
23: ___	L R				U S	
24: ___	L R				U S	
1: ___	L R				U S	
2: ___	L R				U S	
3: ___	L R				U S	
4: ___	L R				U S	
5: ___	L R				U S	
Tag						

Datum: _____						Mo Di Mi Do Fr Sa So

🕐	Brust links rechts	Minuten	Flasche in ml	Schlaf in min	Windel Urin Stuhl	Notizen
6: ___	L R				U S	
7: ___	L R				U S	
8: ___	L R				U S	🌡
9: ___	L R				U S	
10: ___	L R				U S	
11: ___	L R				U S	
12: ___	L R				U S	
13: ___	L R				U S	
14: ___	L R				U S	🌡
15: ___	L R				U S	
16: ___	L R				U S	
17: ___	L R				U S	
18: ___	L R				U S	
19: ___	L R				U S	
20: ___	L R				U S	🌡
21: ___	L R				U S	
22: ___	L R				U S	
23: ___	L R				U S	
24: ___	L R				U S	
1: ___	L R				U S	
2: ___	L R				U S	
3: ___	L R				U S	
4: ___	L R				U S	
5: ___	L R				U S	
Tag						

Datum: _____   **Mo Di Mi Do Fr Sa So**

🕐	Brust links rechts	Minuten	Flasche in ml	Schlaf in min	Windel Urin Stuhl		Notizen
6: ___	L R				U	S	
7: ___	L R				U	S	
8: ___	L R				U	S	🌡
9: ___	L R				U	S	
10: ___	L R				U	S	
11: ___	L R				U	S	
12: ___	L R				U	S	
13: ___	L R				U	S	
14: ___	L R				U	S	🌡
15: ___	L R				U	S	
16: ___	L R				U	S	
17: ___	L R				U	S	
18: ___	L R				U	S	
19: ___	L R				U	S	
20: ___	L R				U	S	🌡
21: ___	L R				U	S	
22: ___	L R				U	S	
23: ___	L R				U	S	
24: ___	L R				U	S	
1: ___	L R				U	S	
2: ___	L R				U	S	
3: ___	L R				U	S	
4: ___	L R				U	S	
5: ___	L R				U	S	
Tag							

Datum: _____ **Mo Di Mi Do Fr Sa So**

🕐	Brust links rechts	Minuten	Flasche in ml	Schlaf in min	Windel Urin Stuhl		Notizen
6: ___	L R				U	S	
7: ___	L R				U	S	
8: ___	L R				U	S	🌡
9: ___	L R				U	S	
10: ___	L R				U	S	
11: ___	L R				U	S	
12: ___	L R				U	S	
13: ___	L R				U	S	
14: ___	L R				U	S	🌡
15: ___	L R				U	S	
16: ___	L R				U	S	
17: ___	L R				U	S	
18: ___	L R				U	S	
19: ___	L R				U	S	
20: ___	L R				U	S	🌡
21: ___	L R				U	S	
22: ___	L R				U	S	
23: ___	L R				U	S	
24: ___	L R				U	S	
1: ___	L R				U	S	
2: ___	L R				U	S	
3: ___	L R				U	S	
4: ___	L R				U	S	
5: ___	L R				U	S	
Tag							

Datum: _____							Mo Di Mi Do Fr Sa So

🕐	Brust links rechts	Minuten	Flasche in ml	Schlaf in min	Windel Urin Stuhl		Notizen
6: ___	L R				U	S	
7: ___	L R				U	S	
8: ___	L R				U	S	🌡
9: ___	L R				U	S	
10: ___	L R				U	S	
11: ___	L R				U	S	
12: ___	L R				U	S	
13: ___	L R				U	S	
14: ___	L R				U	S	🌡
15: ___	L R				U	S	
16: ___	L R				U	S	
17: ___	L R				U	S	
18: ___	L R				U	S	
19: ___	L R				U	S	
20: ___	L R				U	S	🌡
21: ___	L R				U	S	
22: ___	L R				U	S	
23: ___	L R				U	S	
24: ___	L R				U	S	
1: ___	L R				U	S	
2: ___	L R				U	S	
3: ___	L R				U	S	
4: ___	L R				U	S	
5: ___	L R				U	S	
Tag							

Datum: _____						Mo Di Mi Do Fr Sa So

🕐	Brust links rechts	Minuten	Flasche in ml	Schlaf in min	Windel Urin Stuhl	Notizen
6: ___	L R				U S	
7: ___	L R				U S	
8: ___	L R				U S	🌡
9: ___	L R				U S	
10: ___	L R				U S	
11: ___	L R				U S	
12: ___	L R				U S	
13: ___	L R				U S	
14: ___	L R				U S	🌡
15: ___	L R				U S	
16: ___	L R				U S	
17: ___	L R				U S	
18: ___	L R				U S	
19: ___	L R				U S	
20: ___	L R				U S	🌡
21: ___	L R				U S	
22: ___	L R				U S	
23: ___	L R				U S	
24: ___	L R				U S	
1: ___	L R				U S	
2: ___	L R				U S	
3: ___	L R				U S	
4: ___	L R				U S	
5: ___	L R				U S	
Tag						

Datum: _____							Mo Di Mi Do Fr Sa So

🕐	Brust links rechts	Minuten	Flasche in ml	Schlaf in min	Windel Urin Stuhl		Notizen
6: ___	L R				U	S	
7: ___	L R				U	S	
8: ___	L R				U	S	🌡️
9: ___	L R				U	S	
10: ___	L R				U	S	
11: ___	L R				U	S	
12: ___	L R				U	S	
13: ___	L R				U	S	
14: ___	L R				U	S	🌡️
15: ___	L R				U	S	
16: ___	L R				U	S	
17: ___	L R				U	S	
18: ___	L R				U	S	
19: ___	L R				U	S	
20: ___	L R				U	S	🌡️
21: ___	L R				U	S	
22: ___	L R				U	S	
23: ___	L R				U	S	
24: ___	L R				U	S	
1: ___	L R				U	S	
2: ___	L R				U	S	
3: ___	L R				U	S	
4: ___	L R				U	S	
5: ___	L R				U	S	
Tag							

Datum: _____   **Mo Di Mi Do Fr Sa So**

🕐	Brust links rechts	Minuten	Flasche in ml	Schlaf in min	Windel Urin Stuhl	Notizen
6: ___	L R				U S	
7: ___	L R				U S	
8: ___	L R				U S	🌡
9: ___	L R				U S	
10: ___	L R				U S	
11: ___	L R				U S	
12: ___	L R				U S	
13: ___	L R				U S	
14: ___	L R				U S	🌡
15: ___	L R				U S	
16: ___	L R				U S	
17: ___	L R				U S	
18: ___	L R				U S	
19: ___	L R				U S	
20: ___	L R				U S	🌡
21: ___	L R				U S	
22: ___	L R				U S	
23: ___	L R				U S	
24: ___	L R				U S	
1: ___	L R				U S	
2: ___	L R				U S	
3: ___	L R				U S	
4: ___	L R				U S	
5: ___	L R				U S	
Tag						

Datum: _____		**Mo Di Mi Do Fr Sa So**				

🕐	**Brust** links rechts	**Minuten**	**Flasche** in ml	**Schlaf** in min	**Windel** Urin Stuhl	**Notizen**
6: ___	L R				U S	
7: ___	L R				U S	
8: ___	L R				U S	🌡
9: ___	L R				U S	
10: ___	L R				U S	
11: ___	L R				U S	
12: ___	L R				U S	
13: ___	L R				U S	
14: ___	L R				U S	🌡
15: ___	L R				U S	
16: ___	L R				U S	
17: ___	L R				U S	
18: ___	L R				U S	
19: ___	L R				U S	
20: ___	L R				U S	🌡
21: ___	L R				U S	
22: ___	L R				U S	
23: ___	L R				U S	
24: ___	L R				U S	
1: ___	L R				U S	
2: ___	L R				U S	
3: ___	L R				U S	
4: ___	L R				U S	
5: ___	L R				U S	
Tag						

Datum: _____						Mo Di Mi Do Fr Sa So	

🕐	Brust links rechts	Minuten	Flasche in ml	Schlaf in min	Windel Urin Stuhl		Notizen
6: ____	L R				U	S	
7: ____	L R				U	S	
8: ____	L R				U	S	🌡
9: ____	L R				U	S	
10: ____	L R				U	S	
11: ____	L R				U	S	
12: ____	L R				U	S	
13: ____	L R				U	S	
14: ____	L R				U	S	🌡
15: ____	L R				U	S	
16: ____	L R				U	S	
17: ____	L R				U	S	
18: ____	L R				U	S	
19: ____	L R				U	S	
20: ____	L R				U	S	🌡
21: ____	L R				U	S	
22: ____	L R				U	S	
23: ____	L R				U	S	
24: ____	L R				U	S	
1: ____	L R				U	S	
2: ____	L R				U	S	
3: ____	L R				U	S	
4: ____	L R				U	S	
5: ____	L R				U	S	
Tag							

Datum: _____   **Mo Di Mi Do Fr Sa So**

🕐	Brust links rechts	Minuten	Flasche in ml	Schlaf in min	Windel Urin Stuhl		Notizen
6: ___	L R				U	S	
7: ___	L R				U	S	
8: ___	L R				U	S	🌡
9: ___	L R				U	S	
10: ___	L R				U	S	
11: ___	L R				U	S	
12: ___	L R				U	S	
13: ___	L R				U	S	
14: ___	L R				U	S	🌡
15: ___	L R				U	S	
16: ___	L R				U	S	
17: ___	L R				U	S	
18: ___	L R				U	S	
19: ___	L R				U	S	
20: ___	L R				U	S	🌡
21: ___	L R				U	S	
22: ___	L R				U	S	
23: ___	L R				U	S	
24: ___	L R				U	S	
1: ___	L R				U	S	
2: ___	L R				U	S	
3: ___	L R				U	S	
4: ___	L R				U	S	
5: ___	L R				U	S	
Tag							

Datum: _____						Mo Di Mi Do Fr Sa So

🕐	Brust links rechts	Minuten	Flasche in ml	Schlaf in min	Windel Urin Stuhl	Notizen
6: ___	L R				U S	
7: ___	L R				U S	
8: ___	L R				U S	🌡
9: ___	L R				U S	
10: ___	L R				U S	
11: ___	L R				U S	
12: ___	L R				U S	
13: ___	L R				U S	
14: ___	L R				U S	🌡
15: ___	L R				U S	
16: ___	L R				U S	
17: ___	L R				U S	
18: ___	L R				U S	
19: ___	L R				U S	
20: ___	L R				U S	🌡
21: ___	L R				U S	
22: ___	L R				U S	
23: ___	L R				U S	
24: ___	L R				U S	
1: ___	L R				U S	
2: ___	L R				U S	
3: ___	L R				U S	
4: ___	L R				U S	
5: ___	L R				U S	
Tag						

Datum: _____   **Mo Di Mi Do Fr Sa So**

🕐	Brust links rechts	Minuten	Flasche in ml	Schlaf in min	Windel Urin Stuhl		Notizen
6: ___	L R				U	S	
7: ___	L R				U	S	
8: ___	L R				U	S	🌡
9: ___	L R				U	S	
10: ___	L R				U	S	
11: ___	L R				U	S	
12: ___	L R				U	S	
13: ___	L R				U	S	
14: ___	L R				U	S	🌡
15: ___	L R				U	S	
16: ___	L R				U	S	
17: ___	L R				U	S	
18: ___	L R				U	S	
19: ___	L R				U	S	
20: ___	L R				U	S	🌡
21: ___	L R				U	S	
22: ___	L R				U	S	
23: ___	L R				U	S	
24: ___	L R				U	S	
1: ___	L R				U	S	
2: ___	L R				U	S	
3: ___	L R				U	S	
4: ___	L R				U	S	
5: ___	L R				U	S	
Tag							

Datum: _____					Mo Di Mi Do Fr Sa So	

🕐	Brust links rechts	Minuten	Flasche in ml	Schlaf in min	Windel Urin Stuhl	Notizen
6: ___	L R				U S	
7: ___	L R				U S	
8: ___	L R				U S	🌡
9: ___	L R				U S	
10: ___	L R				U S	
11: ___	L R				U S	
12: ___	L R				U S	
13: ___	L R				U S	
14: ___	L R				U S	🌡
15: ___	L R				U S	
16: ___	L R				U S	
17: ___	L R				U S	
18: ___	L R				U S	
19: ___	L R				U S	
20: ___	L R				U S	🌡
21: ___	L R				U S	
22: ___	L R				U S	
23: ___	L R				U S	
24: ___	L R				U S	
1: ___	L R				U S	
2: ___	L R				U S	
3: ___	L R				U S	
4: ___	L R				U S	
5: ___	L R				U S	
Tag						

Datum: _____						Mo Di Mi Do Fr Sa So

🕐	Brust links rechts	Minuten	Flasche in ml	Schlaf in min	Windel Urin Stuhl	Notizen
6: ___	L R				U S	
7: ___	L R				U S	
8: ___	L R				U S	🌡
9: ___	L R				U S	
10: ___	L R				U S	
11: ___	L R				U S	
12: ___	L R				U S	
13: ___	L R				U S	
14: ___	L R				U S	🌡
15: ___	L R				U S	
16: ___	L R				U S	
17: ___	L R				U S	
18: ___	L R				U S	
19: ___	L R				U S	
20: ___	L R				U S	🌡
21: ___	L R				U S	
22: ___	L R				U S	
23: ___	L R				U S	
24: ___	L R				U S	
1: ___	L R				U S	
2: ___	L R				U S	
3: ___	L R				U S	
4: ___	L R				U S	
5: ___	L R				U S	
Tag						

Datum: _____							Mo Di Mi Do Fr Sa So

🕐	Brust		Minuten	Flasche in ml	Schlaf in min	Windel		Notizen
	links	rechts				Urin	Stuhl	
6: ___	L	R				U	S	
7: ___	L	R				U	S	
8: ___	L	R				U	S	🌡
9: ___	L	R				U	S	
10: ___	L	R				U	S	
11: ___	L	R				U	S	
12: ___	L	R				U	S	
13: ___	L	R				U	S	
14: ___	L	R				U	S	🌡
15: ___	L	R				U	S	
16: ___	L	R				U	S	
17: ___	L	R				U	S	
18: ___	L	R				U	S	
19: ___	L	R				U	S	
20: ___	L	R				U	S	🌡
21: ___	L	R				U	S	
22: ___	L	R				U	S	
23: ___	L	R				U	S	
24: ___	L	R				U	S	
1: ___	L	R				U	S	
2: ___	L	R				U	S	
3: ___	L	R				U	S	
4: ___	L	R				U	S	
5: ___	L	R				U	S	
Tag								

	Datum: _____			Mo Di Mi Do Fr Sa So		

🕐	Brust links rechts	Minuten	Flasche in ml	Schlaf in min	Windel Urin Stuhl	Notizen
6: ___	L R				U S	
7: ___	L R				U S	
8: ___	L R				U S	🌡
9: ___	L R				U S	
10: ___	L R				U S	
11: ___	L R				U S	
12: ___	L R				U S	
13: ___	L R				U S	
14: ___	L R				U S	🌡
15: ___	L R				U S	
16: ___	L R				U S	
17: ___	L R				U S	
18: ___	L R				U S	
19: ___	L R				U S	
20: ___	L R				U S	🌡
21: ___	L R				U S	
22: ___	L R				U S	
23: ___	L R				U S	
24: ___	L R				U S	
1: ___	L R				U S	
2: ___	L R				U S	
3: ___	L R				U S	
4: ___	L R				U S	
5: ___	L R				U S	
Tag						

Datum: _____   Mo Di Mi Do Fr Sa So

🕐	Brust links rechts	Minuten	Flasche in ml	Schlaf in min	Windel Urin Stuhl		Notizen
6: ___	L R				U S		
7: ___	L R				U S		
8: ___	L R				U S	🌡	
9: ___	L R				U S		
10: ___	L R				U S		
11: ___	L R				U S		
12: ___	L R				U S		
13: ___	L R				U S		
14: ___	L R				U S	🌡	
15: ___	L R				U S		
16: ___	L R				U S		
17: ___	L R				U S		
18: ___	L R				U S		
19: ___	L R				U S		
20: ___	L R				U S	🌡	
21: ___	L R				U S		
22: ___	L R				U S		
23: ___	L R				U S		
24: ___	L R				U S		
1: ___	L R				U S		
2: ___	L R				U S		
3: ___	L R				U S		
4: ___	L R				U S		
5: ___	L R				U S		
Tag							

Datum: _____							Mo Di Mi Do Fr Sa So

🕐	Brust links rechts	Minuten	Flasche in ml	Schlaf in min	Windel Urin	Stuhl	Notizen
6: ___	L R				U	S	
7: ___	L R				U	S	
8: ___	L R				U	S	🌡
9: ___	L R				U	S	
10: ___	L R				U	S	
11: ___	L R				U	S	
12: ___	L R				U	S	
13: ___	L R				U	S	
14: ___	L R				U	S	🌡
15: ___	L R				U	S	
16: ___	L R				U	S	
17: ___	L R				U	S	
18: ___	L R				U	S	
19: ___	L R				U	S	
20: ___	L R				U	S	🌡
21: ___	L R				U	S	
22: ___	L R				U	S	
23: ___	L R				U	S	
24: ___	L R				U	S	
1: ___	L R				U	S	
2: ___	L R				U	S	
3: ___	L R				U	S	
4: ___	L R				U	S	
5: ___	L R				U	S	
Tag							

Datum: _____						Mo Di Mi Do Fr Sa So

🕐	Brust links rechts	Minuten	Flasche in ml	Schlaf in min	Windel Urin Stuhl	Notizen
6: ___	L R				U S	
7: ___	L R				U S	
8: ___	L R				U S	🌡
9: ___	L R				U S	
10: ___	L R				U S	
11: ___	L R				U S	
12: ___	L R				U S	
13: ___	L R				U S	
14: ___	L R				U S	🌡
15: ___	L R				U S	
16: ___	L R				U S	
17: ___	L R				U S	
18: ___	L R				U S	
19: ___	L R				U S	
20: ___	L R				U S	🌡
21: ___	L R				U S	
22: ___	L R				U S	
23: ___	L R				U S	
24: ___	L R				U S	
1: ___	L R				U S	
2: ___	L R				U S	
3: ___	L R				U S	
4: ___	L R				U S	
5: ___	L R				U S	
Tag						

Datum: _____   **Mo Di Mi Do Fr Sa So**

🕐	Brust links rechts	Minuten	Flasche in ml	Schlaf in min	Windel Urin Stuhl		Notizen
6: ___	L R				U	S	
7: ___	L R				U	S	
8: ___	L R				U	S	🌡
9: ___	L R				U	S	
10: ___	L R				U	S	
11: ___	L R				U	S	
12: ___	L R				U	S	
13: ___	L R				U	S	
14: ___	L R				U	S	🌡
15: ___	L R				U	S	
16: ___	L R				U	S	
17: ___	L R				U	S	
18: ___	L R				U	S	
19: ___	L R				U	S	
20: ___	L R				U	S	🌡
21: ___	L R				U	S	
22: ___	L R				U	S	
23: ___	L R				U	S	
24: ___	L R				U	S	
1: ___	L R				U	S	
2: ___	L R				U	S	
3: ___	L R				U	S	
4: ___	L R				U	S	
5: ___	L R				U	S	
Tag							

Datum: _____	Mo Di Mi Do Fr Sa So

🕐	Brust links rechts	Minuten	Flasche in ml	Schlaf in min	Windel Urin Stuhl		Notizen
6: ___	L R				U S		
7: ___	L R				U S		
8: ___	L R				U S	🌡	
9: ___	L R				U S		
10: ___	L R				U S		
11: ___	L R				U S		
12: ___	L R				U S		
13: ___	L R				U S		
14: ___	L R				U S	🌡	
15: ___	L R				U S		
16: ___	L R				U S		
17: ___	L R				U S		
18: ___	L R				U S		
19: ___	L R				U S		
20: ___	L R				U S	🌡	
21: ___	L R				U S		
22: ___	L R				U S		
23: ___	L R				U S		
24: ___	L R				U S		
1: ___	L R				U S		
2: ___	L R				U S		
3: ___	L R				U S		
4: ___	L R				U S		
5: ___	L R				U S		
Tag							

Datum: _____   **Mo Di Mi Do Fr Sa So**

🕐	Brust links rechts	Minuten	Flasche in ml	Schlaf in min	Windel Urin Stuhl	Notizen
6: ___	L R				U S	
7: ___	L R				U S	
8: ___	L R				U S	🌡
9: ___	L R				U S	
10: ___	L R				U S	
11: ___	L R				U S	
12: ___	L R				U S	
13: ___	L R				U S	
14: ___	L R				U S	🌡
15: ___	L R				U S	
16: ___	L R				U S	
17: ___	L R				U S	
18: ___	L R				U S	
19: ___	L R				U S	
20: ___	L R				U S	🌡
21: ___	L R				U S	
22: ___	L R				U S	
23: ___	L R				U S	
24: ___	L R				U S	
1: ___	L R				U S	
2: ___	L R				U S	
3: ___	L R				U S	
4: ___	L R				U S	
5: ___	L R				U S	
Tag						

Datum: _____   **Mo Di Mi Do Fr Sa So**

🕐	Brust links rechts	Minuten	Flasche in ml	Schlaf in min	Windel Urin Stuhl	Notizen
6: ___	L R				U S	
7: ___	L R				U S	
8: ___	L R				U S	🌡
9: ___	L R				U S	
10: ___	L R				U S	
11: ___	L R				U S	
12: ___	L R				U S	
13: ___	L R				U S	
14: ___	L R				U S	🌡
15: ___	L R				U S	
16: ___	L R				U S	
17: ___	L R				U S	
18: ___	L R				U S	
19: ___	L R				U S	
20: ___	L R				U S	🌡
21: ___	L R				U S	
22: ___	L R				U S	
23: ___	L R				U S	
24: ___	L R				U S	
1: ___	L R				U S	
2: ___	L R				U S	
3: ___	L R				U S	
4: ___	L R				U S	
5: ___	L R				U S	
Tag						

Datum: _____   **Mo Di Mi Do Fr Sa So**

🕐	Brust links rechts	Minuten	Flasche in ml	Schlaf in min	Windel Urin Stuhl	Notizen
6: ___	L R				U S	
7: ___	L R				U S	
8: ___	L R				U S	🌡
9: ___	L R				U S	
10: ___	L R				U S	
11: ___	L R				U S	
12: ___	L R				U S	
13: ___	L R				U S	
14: ___	L R				U S	🌡
15: ___	L R				U S	
16: ___	L R				U S	
17: ___	L R				U S	
18: ___	L R				U S	
19: ___	L R				U S	
20: ___	L R				U S	🌡
21: ___	L R				U S	
22: ___	L R				U S	
23: ___	L R				U S	
24: ___	L R				U S	
1: ___	L R				U S	
2: ___	L R				U S	
3: ___	L R				U S	
4: ___	L R				U S	
5: ___	L R				U S	
Tag						

| Datum: _____ | | | | | | Mo Di Mi Do Fr Sa So |

Datum: _____   **Mo Di Mi Do Fr Sa So**

🕐	Brust links rechts	Minuten	Flasche in ml	Schlaf in min	Windel Urin Stuhl	Notizen
6: ___	L R				U S	
7: ___	L R				U S	
8: ___	L R				U S	🌡
9: ___	L R				U S	
10: ___	L R				U S	
11: ___	L R				U S	
12: ___	L R				U S	
13: ___	L R				U S	
14: ___	L R				U S	🌡
15: ___	L R				U S	
16: ___	L R				U S	
17: ___	L R				U S	
18: ___	L R				U S	
19: ___	L R				U S	
20: ___	L R				U S	🌡
21: ___	L R				U S	
22: ___	L R				U S	
23: ___	L R				U S	
24: ___	L R				U S	
1: ___	L R				U S	
2: ___	L R				U S	
3: ___	L R				U S	
4: ___	L R				U S	
5: ___	L R				U S	
Tag						

Datum: _____						Mo Di Mi Do Fr Sa So

🕐	Brust links rechts	Minuten	Flasche in ml	Schlaf in min	Windel Urin Stuhl	Notizen
6: ___	L R				U S	
7: ___	L R				U S	
8: ___	L R				U S	🌡
9: ___	L R				U S	
10: ___	L R				U S	
11: ___	L R				U S	
12: ___	L R				U S	
13: ___	L R				U S	
14: ___	L R				U S	🌡
15: ___	L R				U S	
16: ___	L R				U S	
17: ___	L R				U S	
18: ___	L R				U S	
19: ___	L R				U S	
20: ___	L R				U S	🌡
21: ___	L R				U S	
22: ___	L R				U S	
23: ___	L R				U S	
24: ___	L R				U S	
1: ___	L R				U S	
2: ___	L R				U S	
3: ___	L R				U S	
4: ___	L R				U S	
5: ___	L R				U S	
Tag						

Datum: _____						Mo Di Mi Do Fr Sa So

🕐	Brust links rechts	Minuten	Flasche in ml	Schlaf in min	Windel Urin Stuhl	Notizen
6: ___	L R				U S	
7: ___	L R				U S	
8: ___	L R				U S	🌡️
9: ___	L R				U S	
10: ___	L R				U S	
11: ___	L R				U S	
12: ___	L R				U S	
13: ___	L R				U S	
14: ___	L R				U S	🌡️
15: ___	L R				U S	
16: ___	L R				U S	
17: ___	L R				U S	
18: ___	L R				U S	
19: ___	L R				U S	
20: ___	L R				U S	🌡️
21: ___	L R				U S	
22: ___	L R				U S	
23: ___	L R				U S	
24: ___	L R				U S	
1: ___	L R				U S	
2: ___	L R				U S	
3: ___	L R				U S	
4: ___	L R				U S	
5: ___	L R				U S	
Tag						

Datum: _____							Mo Di Mi Do Fr Sa So

🕐	Brust links rechts	Minuten	Flasche in ml	Schlaf in min	Windel Urin Stuhl		Notizen
6: ___	L R				U	S	
7: ___	L R				U	S	
8: ___	L R				U	S	🌡
9: ___	L R				U	S	
10: ___	L R				U	S	
11: ___	L R				U	S	
12: ___	L R				U	S	
13: ___	L R				U	S	
14: ___	L R				U	S	🌡
15: ___	L R				U	S	
16: ___	L R				U	S	
17: ___	L R				U	S	
18: ___	L R				U	S	
19: ___	L R				U	S	
20: ___	L R				U	S	🌡
21: ___	L R				U	S	
22: ___	L R				U	S	
23: ___	L R				U	S	
24: ___	L R				U	S	
1: ___	L R				U	S	
2: ___	L R				U	S	
3: ___	L R				U	S	
4: ___	L R				U	S	
5: ___	L R				U	S	
Tag							

Datum: _____   **Mo Di Mi Do Fr Sa So**

🕐	Brust links rechts	Minuten	Flasche in ml	Schlaf in min	Windel Urin Stuhl		Notizen
6: ___	L R				U	S	
7: ___	L R				U	S	
8: ___	L R				U	S	🌡
9: ___	L R				U	S	
10: ___	L R				U	S	
11: ___	L R				U	S	
12: ___	L R				U	S	
13: ___	L R				U	S	
14: ___	L R				U	S	🌡
15: ___	L R				U	S	
16: ___	L R				U	S	
17: ___	L R				U	S	
18: ___	L R				U	S	
19: ___	L R				U	S	
20: ___	L R				U	S	🌡
21: ___	L R				U	S	
22: ___	L R				U	S	
23: ___	L R				U	S	
24: ___	L R				U	S	
1: ___	L R				U	S	
2: ___	L R				U	S	
3: ___	L R				U	S	
4: ___	L R				U	S	
5: ___	L R				U	S	
Tag							

Datum: _____						Mo Di Mi Do Fr Sa So	

🕐	Brust links rechts	Minuten	Flasche in ml	Schlaf in min	Windel Urin Stuhl		Notizen
6: ___	L R				U	S	
7: ___	L R				U	S	
8: ___	L R				U	S	🌡
9: ___	L R				U	S	
10: ___	L R				U	S	
11: ___	L R				U	S	
12: ___	L R				U	S	
13: ___	L R				U	S	
14: ___	L R				U	S	🌡
15: ___	L R				U	S	
16: ___	L R				U	S	
17: ___	L R				U	S	
18: ___	L R				U	S	
19: ___	L R				U	S	
20: ___	L R				U	S	🌡
21: ___	L R				U	S	
22: ___	L R				U	S	
23: ___	L R				U	S	
24: ___	L R				U	S	
1: ___	L R				U	S	
2: ___	L R				U	S	
3: ___	L R				U	S	
4: ___	L R				U	S	
5: ___	L R				U	S	
Tag							

Datum: _____   **Mo Di Mi Do Fr Sa So**

🕐	Brust links rechts	Minuten	Flasche in ml	Schlaf in min	Windel Urin Stuhl	Notizen
6: ___	L R				U S	
7: ___	L R				U S	
8: ___	L R				U S	🌡️
9: ___	L R				U S	
10: ___	L R				U S	
11: ___	L R				U S	
12: ___	L R				U S	
13: ___	L R				U S	
14: ___	L R				U S	🌡️
15: ___	L R				U S	
16: ___	L R				U S	
17: ___	L R				U S	
18: ___	L R				U S	
19: ___	L R				U S	
20: ___	L R				U S	🌡️
21: ___	L R				U S	
22: ___	L R				U S	
23: ___	L R				U S	
24: ___	L R				U S	
1: ___	L R				U S	
2: ___	L R				U S	
3: ___	L R				U S	
4: ___	L R				U S	
5: ___	L R				U S	
Tag						

Datum: _____						Mo Di Mi Do Fr Sa So

🕐	Brust links rechts	Minuten	Flasche in ml	Schlaf in min	Windel Urin Stuhl	Notizen
6: ___	L R				U S	
7: ___	L R				U S	
8: ___	L R				U S	🌡
9: ___	L R				U S	
10: ___	L R				U S	
11: ___	L R				U S	
12: ___	L R				U S	
13: ___	L R				U S	
14: ___	L R				U S	🌡
15: ___	L R				U S	
16: ___	L R				U S	
17: ___	L R				U S	
18: ___	L R				U S	
19: ___	L R				U S	
20: ___	L R				U S	🌡
21: ___	L R				U S	
22: ___	L R				U S	
23: ___	L R				U S	
24: ___	L R				U S	
1: ___	L R				U S	
2: ___	L R				U S	
3: ___	L R				U S	
4: ___	L R				U S	
5: ___	L R				U S	
Tag						

Datum: _____		Mo Di Mi Do Fr Sa So

🕐	Brust links rechts	Minuten	Flasche in ml	Schlaf in min	Windel Urin Stuhl	Notizen
6: ___	L R				U S	
7: ___	L R				U S	
8: ___	L R				U S	🌡
9: ___	L R				U S	
10: ___	L R				U S	
11: ___	L R				U S	
12: ___	L R				U S	
13: ___	L R				U S	
14: ___	L R				U S	🌡
15: ___	L R				U S	
16: ___	L R				U S	
17: ___	L R				U S	
18: ___	L R				U S	
19: ___	L R				U S	
20: ___	L R				U S	🌡
21: ___	L R				U S	
22: ___	L R				U S	
23: ___	L R				U S	
24: ___	L R				U S	
1: ___	L R				U S	
2: ___	L R				U S	
3: ___	L R				U S	
4: ___	L R				U S	
5: ___	L R				U S	
Tag						

Datum: _____							Mo Di Mi Do Fr Sa So

🕐	Brust links rechts	Minuten	Flasche in ml	Schlaf in min	Windel Urin Stuhl		Notizen
6: ___	L R				U	S	
7: ___	L R				U	S	
8: ___	L R				U	S	🌡
9: ___	L R				U	S	
10: ___	L R				U	S	
11: ___	L R				U	S	
12: ___	L R				U	S	
13: ___	L R				U	S	
14: ___	L R				U	S	🌡
15: ___	L R				U	S	
16: ___	L R				U	S	
17: ___	L R				U	S	
18: ___	L R				U	S	
19: ___	L R				U	S	
20: ___	L R				U	S	🌡
21: ___	L R				U	S	
22: ___	L R				U	S	
23: ___	L R				U	S	
24: ___	L R				U	S	
1: ___	L R				U	S	
2: ___	L R				U	S	
3: ___	L R				U	S	
4: ___	L R				U	S	
5: ___	L R				U	S	
Tag							

| Datum: _____ | | Mo Di Mi Do Fr Sa So |

🕐	Brust links rechts	Minuten	Flasche in ml	Schlaf in min	Windel Urin Stuhl	Notizen
6: ___	L R				U S	
7: ___	L R				U S	
8: ___	L R				U S	🌡
9: ___	L R				U S	
10: ___	L R				U S	
11: ___	L R				U S	
12: ___	L R				U S	
13: ___	L R				U S	
14: ___	L R				U S	🌡
15: ___	L R				U S	
16: ___	L R				U S	
17: ___	L R				U S	
18: ___	L R				U S	
19: ___	L R				U S	
20: ___	L R				U S	🌡
21: ___	L R				U S	
22: ___	L R				U S	
23: ___	L R				U S	
24: ___	L R				U S	
1: ___	L R				U S	
2: ___	L R				U S	
3: ___	L R				U S	
4: ___	L R				U S	
5: ___	L R				U S	
Tag						

Datum: _____	Mo Di Mi Do Fr Sa So

🕐	Brust links rechts	Minuten	Flasche in ml	Schlaf in min	Windel Urin Stuhl	Notizen
6: ___	L R				U S	
7: ___	L R				U S	
8: ___	L R				U S	🌡
9: ___	L R				U S	
10: ___	L R				U S	
11: ___	L R				U S	
12: ___	L R				U S	
13: ___	L R				U S	
14: ___	L R				U S	🌡
15: ___	L R				U S	
16: ___	L R				U S	
17: ___	L R				U S	
18: ___	L R				U S	
19: ___	L R				U S	
20: ___	L R				U S	🌡
21: ___	L R				U S	
22: ___	L R				U S	
23: ___	L R				U S	
24: ___	L R				U S	
1: ___	L R				U S	
2: ___	L R				U S	
3: ___	L R				U S	
4: ___	L R				U S	
5: ___	L R				U S	
Tag						

🕐	Brust links rechts	Minuten	Flasche in ml	Schlaf in min	Windel Urin Stuhl		Notizen
6: ___	L R				U	S	
7: ___	L R				U	S	
8: ___	L R				U	S	🌡
9: ___	L R				U	S	
10: ___	L R				U	S	
11: ___	L R				U	S	
12: ___	L R				U	S	
13: ___	L R				U	S	
14: ___	L R				U	S	🌡
15: ___	L R				U	S	
16: ___	L R				U	S	
17: ___	L R				U	S	
18: ___	L R				U	S	
19: ___	L R				U	S	
20: ___	L R				U	S	🌡
21: ___	L R				U	S	
22: ___	L R				U	S	
23: ___	L R				U	S	
24: ___	L R				U	S	
1: ___	L R				U	S	
2: ___	L R				U	S	
3: ___	L R				U	S	
4: ___	L R				U	S	
5: ___	L R				U	S	
Tag							

Datum: _____		Mo Di Mi Do Fr Sa So

🕐	Brust links rechts	Minuten	Flasche in ml	Schlaf in min	Windel Urin Stuhl		Notizen
6: ___	L R				U	S	
7: ___	L R				U	S	
8: ___	L R				U	S	🌡
9: ___	L R				U	S	
10: ___	L R				U	S	
11: ___	L R				U	S	
12: ___	L R				U	S	
13: ___	L R				U	S	
14: ___	L R				U	S	🌡
15: ___	L R				U	S	
16: ___	L R				U	S	
17: ___	L R				U	S	
18: ___	L R				U	S	
19: ___	L R				U	S	
20: ___	L R				U	S	🌡
21: ___	L R				U	S	
22: ___	L R				U	S	
23: ___	L R				U	S	
24: ___	L R				U	S	
1: ___	L R				U	S	
2: ___	L R				U	S	
3: ___	L R				U	S	
4: ___	L R				U	S	
5: ___	L R				U	S	
Tag							

Datum: _____					**Mo Di Mi Do Fr Sa So**	

🕐	Brust links rechts	Minuten	Flasche in ml	Schlaf in min	Windel Urin Stuhl	Notizen
6: ___	L R				U S	
7: ___	L R				U S	
8: ___	L R				U S	🌡
9: ___	L R				U S	
10: ___	L R				U S	
11: ___	L R				U S	
12: ___	L R				U S	
13: ___	L R				U S	
14: ___	L R				U S	🌡
15: ___	L R				U S	
16: ___	L R				U S	
17: ___	L R				U S	
18: ___	L R				U S	
19: ___	L R				U S	
20: ___	L R				U S	🌡
21: ___	L R				U S	
22: ___	L R				U S	
23: ___	L R				U S	
24: ___	L R				U S	
1: ___	L R				U S	
2: ___	L R				U S	
3: ___	L R				U S	
4: ___	L R				U S	
5: ___	L R				U S	
Tag						

Datum: _____							Mo Di Mi Do Fr Sa So

🕐	Brust	Minuten	Flasche in ml	Schlaf in min	Windel		Notizen
	links rechts				Urin Stuhl		
6: ___	L R				U	S	
7: ___	L R				U	S	
8: ___	L R				U	S	🌡
9: ___	L R				U	S	
10: ___	L R				U	S	
11: ___	L R				U	S	
12: ___	L R				U	S	
13: ___	L R				U	S	
14: ___	L R				U	S	🌡
15: ___	L R				U	S	
16: ___	L R				U	S	
17: ___	L R				U	S	
18: ___	L R				U	S	
19: ___	L R				U	S	
20: ___	L R				U	S	🌡
21: ___	L R				U	S	
22: ___	L R				U	S	
23: ___	L R				U	S	
24: ___	L R				U	S	
1: ___	L R				U	S	
2: ___	L R				U	S	
3: ___	L R				U	S	
4: ___	L R				U	S	
5: ___	L R				U	S	
Tag							

Datum: _____   Mo Di Mi Do Fr Sa So

🕐	Brust links rechts	Minuten	Flasche in ml	Schlaf in min	Windel Urin Stuhl	Notizen
6: ___	L R				U S	
7: ___	L R				U S	
8: ___	L R				U S	🌡
9: ___	L R				U S	
10: ___	L R				U S	
11: ___	L R				U S	
12: ___	L R				U S	
13: ___	L R				U S	
14: ___	L R				U S	🌡
15: ___	L R				U S	
16: ___	L R				U S	
17: ___	L R				U S	
18: ___	L R				U S	
19: ___	L R				U S	
20: ___	L R				U S	🌡
21: ___	L R				U S	
22: ___	L R				U S	
23: ___	L R				U S	
24: ___	L R				U S	
1: ___	L R				U S	
2: ___	L R				U S	
3: ___	L R				U S	
4: ___	L R				U S	
5: ___	L R				U S	
Tag						

| Datum: _____ | | Mo Di Mi Do Fr Sa So |

Datum: _____   **Mo Di Mi Do Fr Sa So**

🕐	Brust links rechts	Minuten	Flasche in ml	Schlaf in min	Windel Urin Stuhl	Notizen
6: ___	L R				U S	
7: ___	L R				U S	
8: ___	L R				U S	🌡
9: ___	L R				U S	
10: ___	L R				U S	
11: ___	L R				U S	
12: ___	L R				U S	
13: ___	L R				U S	
14: ___	L R				U S	🌡
15: ___	L R				U S	
16: ___	L R				U S	
17: ___	L R				U S	
18: ___	L R				U S	
19: ___	L R				U S	
20: ___	L R				U S	🌡
21: ___	L R				U S	
22: ___	L R				U S	
23: ___	L R				U S	
24: ___	L R				U S	
1: ___	L R				U S	
2: ___	L R				U S	
3: ___	L R				U S	
4: ___	L R				U S	
5: ___	L R				U S	
Tag						

Datum: _____   **Mo Di Mi Do Fr Sa So**

🕐	Brust links rechts	Minuten	Flasche in ml	Schlaf in min	Windel Urin Stuhl	Notizen
6: ___	L R				U S	
7: ___	L R				U S	
8: ___	L R				U S	🌡
9: ___	L R				U S	
10: ___	L R				U S	
11: ___	L R				U S	
12: ___	L R				U S	
13: ___	L R				U S	
14: ___	L R				U S	🌡
15: ___	L R				U S	
16: ___	L R				U S	
17: ___	L R				U S	
18: ___	L R				U S	
19: ___	L R				U S	
20: ___	L R				U S	🌡
21: ___	L R				U S	
22: ___	L R				U S	
23: ___	L R				U S	
24: ___	L R				U S	
1: ___	L R				U S	
2: ___	L R				U S	
3: ___	L R				U S	
4: ___	L R				U S	
5: ___	L R				U S	
Tag						

Datum: _____   **Mo Di Mi Do Fr Sa So**

🕐	Brust links rechts	Minuten	Flasche in ml	Schlaf in min	Windel Urin Stuhl		Notizen
6: ___	L R				U	S	
7: ___	L R				U	S	
8: ___	L R				U	S	🌡
9: ___	L R				U	S	
10: ___	L R				U	S	
11: ___	L R				U	S	
12: ___	L R				U	S	
13: ___	L R				U	S	
14: ___	L R				U	S	🌡
15: ___	L R				U	S	
16: ___	L R				U	S	
17: ___	L R				U	S	
18: ___	L R				U	S	
19: ___	L R				U	S	
20: ___	L R				U	S	🌡
21: ___	L R				U	S	
22: ___	L R				U	S	
23: ___	L R				U	S	
24: ___	L R				U	S	
1: ___	L R				U	S	
2: ___	L R				U	S	
3: ___	L R				U	S	
4: ___	L R				U	S	
5: ___	L R				U	S	
Tag							

Datum: _____						Mo Di Mi Do Fr Sa So

🕐	Brust links rechts	Minuten	Flasche in ml	Schlaf in min	Windel Urin Stuhl	Notizen
6: ___	L R				U S	
7: ___	L R				U S	
8: ___	L R				U S	🌡
9: ___	L R				U S	
10: ___	L R				U S	
11: ___	L R				U S	
12: ___	L R				U S	
13: ___	L R				U S	
14: ___	L R				U S	🌡
15: ___	L R				U S	
16: ___	L R				U S	
17: ___	L R				U S	
18: ___	L R				U S	
19: ___	L R				U S	
20: ___	L R				U S	🌡
21: ___	L R				U S	
22: ___	L R				U S	
23: ___	L R				U S	
24: ___	L R				U S	
1: ___	L R				U S	
2: ___	L R				U S	
3: ___	L R				U S	
4: ___	L R				U S	
5: ___	L R				U S	
Tag						

| Datum: _____ | | | | | | Mo Di Mi Do Fr Sa So |

Datum: _____   **Mo Di Mi Do Fr Sa So**

🕐	Brust links rechts	Minuten	Flasche in ml	Schlaf in min	Windel Urin Stuhl		Notizen
6: ___	L R				U	S	
7: ___	L R				U	S	
8: ___	L R				U	S	🌡
9: ___	L R				U	S	
10: ___	L R				U	S	
11: ___	L R				U	S	
12: ___	L R				U	S	
13: ___	L R				U	S	
14: ___	L R				U	S	🌡
15: ___	L R				U	S	
16: ___	L R				U	S	
17: ___	L R				U	S	
18: ___	L R				U	S	
19: ___	L R				U	S	
20: ___	L R				U	S	🌡
21: ___	L R				U	S	
22: ___	L R				U	S	
23: ___	L R				U	S	
24: ___	L R				U	S	
1: ___	L R				U	S	
2: ___	L R				U	S	
3: ___	L R				U	S	
4: ___	L R				U	S	
5: ___	L R				U	S	
Tag							

Datum: _____   **Mo Di Mi Do Fr Sa So**

🕐	Brust links · rechts	Minuten	Flasche in ml	Schlaf in min	Windel Urin · Stuhl	Notizen
6: ___	L R				U S	
7: ___	L R				U S	
8: ___	L R				U S	🌡
9: ___	L R				U S	
10: ___	L R				U S	
11: ___	L R				U S	
12: ___	L R				U S	
13: ___	L R				U S	
14: ___	L R				U S	🌡
15: ___	L R				U S	
16: ___	L R				U S	
17: ___	L R				U S	
18: ___	L R				U S	
19: ___	L R				U S	
20: ___	L R				U S	🌡
21: ___	L R				U S	
22: ___	L R				U S	
23: ___	L R				U S	
24: ___	L R				U S	
1: ___	L R				U S	
2: ___	L R				U S	
3: ___	L R				U S	
4: ___	L R				U S	
5: ___	L R				U S	
Tag						

Datum: _____							Mo Di Mi Do Fr Sa So

🕐	Brust links rechts		Minuten	Flasche in ml	Schlaf in min	Windel Urin Stuhl		Notizen
6: ___	L	R				U	S	
7: ___	L	R				U	S	
8: ___	L	R				U	S	🌡
9: ___	L	R				U	S	
10: ___	L	R				U	S	
11: ___	L	R				U	S	
12: ___	L	R				U	S	
13: ___	L	R				U	S	
14: ___	L	R				U	S	🌡
15: ___	L	R				U	S	
16: ___	L	R				U	S	
17: ___	L	R				U	S	
18: ___	L	R				U	S	
19: ___	L	R				U	S	
20: ___	L	R				U	S	🌡
21: ___	L	R				U	S	
22: ___	L	R				U	S	
23: ___	L	R				U	S	
24: ___	L	R				U	S	
1: ___	L	R				U	S	
2: ___	L	R				U	S	
3: ___	L	R				U	S	
4: ___	L	R				U	S	
5: ___	L	R				U	S	
Tag								

Datum: _____   **Mo Di Mi Do Fr Sa So**

🕐	Brust links rechts	Minuten	Flasche in ml	Schlaf in min	Windel Urin Stuhl	Notizen
6: ___	L R				U S	
7: ___	L R				U S	
8: ___	L R				U S	🌡
9: ___	L R				U S	
10: ___	L R				U S	
11: ___	L R				U S	
12: ___	L R				U S	
13: ___	L R				U S	
14: ___	L R				U S	🌡
15: ___	L R				U S	
16: ___	L R				U S	
17: ___	L R				U S	
18: ___	L R				U S	
19: ___	L R				U S	
20: ___	L R				U S	🌡
21: ___	L R				U S	
22: ___	L R				U S	
23: ___	L R				U S	
24: ___	L R				U S	
1: ___	L R				U S	
2: ___	L R				U S	
3: ___	L R				U S	
4: ___	L R				U S	
5: ___	L R				U S	
Tag						

Datum: _____ **Mo Di Mi Do Fr Sa So**

🕐	Brust links rechts	Minuten	Flasche in ml	Schlaf in min	Windel Urin Stuhl		Notizen
6: ___	L R				U	S	
7: ___	L R				U	S	
8: ___	L R				U	S	🌡
9: ___	L R				U	S	
10: ___	L R				U	S	
11: ___	L R				U	S	
12: ___	L R				U	S	
13: ___	L R				U	S	
14: ___	L R				U	S	🌡
15: ___	L R				U	S	
16: ___	L R				U	S	
17: ___	L R				U	S	
18: ___	L R				U	S	
19: ___	L R				U	S	
20: ___	L R				U	S	🌡
21: ___	L R				U	S	
22: ___	L R				U	S	
23: ___	L R				U	S	
24: ___	L R				U	S	
1: ___	L R				U	S	
2: ___	L R				U	S	
3: ___	L R				U	S	
4: ___	L R				U	S	
5: ___	L R				U	S	
Tag							

Datum: _____					Mo Di Mi Do Fr Sa So	

🕐	Brust links rechts	Minuten	Flasche in ml	Schlaf in min	Windel Urin Stuhl		Notizen
6: ___	L R				U	S	
7: ___	L R				U	S	
8: ___	L R				U	S	🌡
9: ___	L R				U	S	
10: ___	L R				U	S	
11: ___	L R				U	S	
12: ___	L R				U	S	
13: ___	L R				U	S	
14: ___	L R				U	S	🌡
15: ___	L R				U	S	
16: ___	L R				U	S	
17: ___	L R				U	S	
18: ___	L R				U	S	
19: ___	L R				U	S	
20: ___	L R				U	S	🌡
21: ___	L R				U	S	
22: ___	L R				U	S	
23: ___	L R				U	S	
24: ___	L R				U	S	
1: ___	L R				U	S	
2: ___	L R				U	S	
3: ___	L R				U	S	
4: ___	L R				U	S	
5: ___	L R				U	S	
Tag							

Datum: _____						Mo Di Mi Do Fr Sa So

🕐	Brust links rechts	Minuten	Flasche in ml	Schlaf in min	Windel Urin Stuhl	Notizen
6: ___	L R				U S	
7: ___	L R				U S	
8: ___	L R				U S	🌡
9: ___	L R				U S	
10: ___	L R				U S	
11: ___	L R				U S	
12: ___	L R				U S	
13: ___	L R				U S	
14: ___	L R				U S	🌡
15: ___	L R				U S	
16: ___	L R				U S	
17: ___	L R				U S	
18: ___	L R				U S	
19: ___	L R				U S	
20: ___	L R				U S	🌡
21: ___	L R				U S	
22: ___	L R				U S	
23: ___	L R				U S	
24: ___	L R				U S	
1: ___	L R				U S	
2: ___	L R				U S	
3: ___	L R				U S	
4: ___	L R				U S	
5: ___	L R				U S	
Tag						

| Datum: _____ | | | | | | | Mo Di Mi Do Fr Sa So |

Datum: _____ **Mo Di Mi Do Fr Sa So**

🕐	Brust links rechts	Minuten	Flasche in ml	Schlaf in min	Windel Urin Stuhl		Notizen
6: ___	L R				U	S	
7: ___	L R				U	S	
8: ___	L R				U	S	🌡
9: ___	L R				U	S	
10: ___	L R				U	S	
11: ___	L R				U	S	
12: ___	L R				U	S	
13: ___	L R				U	S	
14: ___	L R				U	S	🌡
15: ___	L R				U	S	
16: ___	L R				U	S	
17: ___	L R				U	S	
18: ___	L R				U	S	
19: ___	L R				U	S	
20: ___	L R				U	S	🌡
21: ___	L R				U	S	
22: ___	L R				U	S	
23: ___	L R				U	S	
24: ___	L R				U	S	
1: ___	L R				U	S	
2: ___	L R				U	S	
3: ___	L R				U	S	
4: ___	L R				U	S	
5: ___	L R				U	S	
Tag							

Datum: _____							Mo Di Mi Do Fr Sa So

🕐	Brust links rechts		Minuten	Flasche in ml	Schlaf in min	Windel Urin Stuhl		Notizen
6: ___	L	R				U	S	
7: ___	L	R				U	S	
8: ___	L	R				U	S	🌡
9: ___	L	R				U	S	
10: ___	L	R				U	S	
11: ___	L	R				U	S	
12: ___	L	R				U	S	
13: ___	L	R				U	S	
14: ___	L	R				U	S	🌡
15: ___	L	R				U	S	
16: ___	L	R				U	S	
17: ___	L	R				U	S	
18: ___	L	R				U	S	
19: ___	L	R				U	S	
20: ___	L	R				U	S	🌡
21: ___	L	R				U	S	
22: ___	L	R				U	S	
23: ___	L	R				U	S	
24: ___	L	R				U	S	
1: ___	L	R				U	S	
2: ___	L	R				U	S	
3: ___	L	R				U	S	
4: ___	L	R				U	S	
5: ___	L	R				U	S	
Tag								

⏰	Brust links rechts	Minuten	Flasche in ml	Schlaf in min	Windel Urin Stuhl		Notizen
6: ___	L R				U	S	
7: ___	L R				U	S	
8: ___	L R				U	S	🌡
9: ___	L R				U	S	
10: ___	L R				U	S	
11: ___	L R				U	S	
12: ___	L R				U	S	
13: ___	L R				U	S	
14: ___	L R				U	S	🌡
15: ___	L R				U	S	
16: ___	L R				U	S	
17: ___	L R				U	S	
18: ___	L R				U	S	
19: ___	L R				U	S	
20: ___	L R				U	S	🌡
21: ___	L R				U	S	
22: ___	L R				U	S	
23: ___	L R				U	S	
24: ___	L R				U	S	
1: ___	L R				U	S	
2: ___	L R				U	S	
3: ___	L R				U	S	
4: ___	L R				U	S	
5: ___	L R				U	S	
Tag							

Datum: _____   **Mo Di Mi Do Fr Sa So**

Datum: _____							Mo Di Mi Do Fr Sa So

🕐	Brust links rechts	Minuten	Flasche in ml	Schlaf in min	Windel Urin Stuhl		Notizen
6: ___	L R				U	S	
7: ___	L R				U	S	
8: ___	L R				U	S	🌡
9: ___	L R				U	S	
10: ___	L R				U	S	
11: ___	L R				U	S	
12: ___	L R				U	S	
13: ___	L R				U	S	
14: ___	L R				U	S	🌡
15: ___	L R				U	S	
16: ___	L R				U	S	
17: ___	L R				U	S	
18: ___	L R				U	S	
19: ___	L R				U	S	
20: ___	L R				U	S	🌡
21: ___	L R				U	S	
22: ___	L R				U	S	
23: ___	L R				U	S	
24: ___	L R				U	S	
1: ___	L R				U	S	
2: ___	L R				U	S	
3: ___	L R				U	S	
4: ___	L R				U	S	
5: ___	L R				U	S	
Tag							

Datum: _____						Mo Di Mi Do Fr Sa So

🕐	Brust links rechts	Minuten	Flasche in ml	Schlaf in min	Windel Urin Stuhl	Notizen
6: ___	L R				U S	
7: ___	L R				U S	
8: ___	L R				U S	
9: ___	L R				U S	
10: ___	L R				U S	
11: ___	L R				U S	
12: ___	L R				U S	
13: ___	L R				U S	
14: ___	L R				U S	
15: ___	L R				U S	
16: ___	L R				U S	
17: ___	L R				U S	
18: ___	L R				U S	
19: ___	L R				U S	
20: ___	L R				U S	
21: ___	L R				U S	
22: ___	L R				U S	
23: ___	L R				U S	
24: ___	L R				U S	
1: ___	L R				U S	
2: ___	L R				U S	
3: ___	L R				U S	
4: ___	L R				U S	
5: ___	L R				U S	
Tag						

Datum: _____							Mo Di Mi Do Fr Sa So

🕐	Brust links rechts	Minuten	Flasche in ml	Schlaf in min	Windel Urin Stuhl		Notizen
6: ___	L R				U	S	
7: ___	L R				U	S	
8: ___	L R				U	S	🌡
9: ___	L R				U	S	
10: ___	L R				U	S	
11: ___	L R				U	S	
12: ___	L R				U	S	
13: ___	L R				U	S	
14: ___	L R				U	S	🌡
15: ___	L R				U	S	
16: ___	L R				U	S	
17: ___	L R				U	S	
18: ___	L R				U	S	
19: ___	L R				U	S	
20: ___	L R				U	S	🌡
21: ___	L R				U	S	
22: ___	L R				U	S	
23: ___	L R				U	S	
24: ___	L R				U	S	
1: ___	L R				U	S	
2: ___	L R				U	S	
3: ___	L R				U	S	
4: ___	L R				U	S	
5: ___	L R				U	S	
Tag							

| Datum: | | | | | | | Mo Di Mi Do Fr Sa So |

Datum: _____ **Mo Di Mi Do Fr Sa So**

🕐	Brust links rechts	Minuten	Flasche in ml	Schlaf in min	Windel Urin Stuhl		Notizen
6: ___	L R				U	S	
7: ___	L R				U	S	
8: ___	L R				U	S	🌡
9: ___	L R				U	S	
10: ___	L R				U	S	
11: ___	L R				U	S	
12: ___	L R				U	S	
13: ___	L R				U	S	
14: ___	L R				U	S	🌡
15: ___	L R				U	S	
16: ___	L R				U	S	
17: ___	L R				U	S	
18: ___	L R				U	S	
19: ___	L R				U	S	
20: ___	L R				U	S	🌡
21: ___	L R				U	S	
22: ___	L R				U	S	
23: ___	L R				U	S	
24: ___	L R				U	S	
1: ___	L R				U	S	
2: ___	L R				U	S	
3: ___	L R				U	S	
4: ___	L R				U	S	
5: ___	L R				U	S	
Tag							

| Datum: _____ | | | | | | | Mo Di Mi Do Fr Sa So |

🕐	Brust		Minuten	Flasche in ml	Schlaf in min	Windel		Notizen
	links	rechts				Urin	Stuhl	
6: ___	L	R				U	S	
7: ___	L	R				U	S	
8: ___	L	R				U	S	🌡
9: ___	L	R				U	S	
10: ___	L	R				U	S	
11: ___	L	R				U	S	
12: ___	L	R				U	S	
13: ___	L	R				U	S	
14: ___	L	R				U	S	🌡
15: ___	L	R				U	S	
16: ___	L	R				U	S	
17: ___	L	R				U	S	
18: ___	L	R				U	S	
19: ___	L	R				U	S	
20: ___	L	R				U	S	🌡
21: ___	L	R				U	S	
22: ___	L	R				U	S	
23: ___	L	R				U	S	
24: ___	L	R				U	S	
1: ___	L	R				U	S	
2: ___	L	R				U	S	
3: ___	L	R				U	S	
4: ___	L	R				U	S	
5: ___	L	R				U	S	
Tag								

Datum: _____   **Mo Di Mi Do Fr Sa So**

🕐	Brust links rechts	Minuten	Flasche in ml	Schlaf in min	Windel Urin Stuhl	Notizen
6: ___	L R				U S	
7: ___	L R				U S	
8: ___	L R				U S	🌡
9: ___	L R				U S	
10: ___	L R				U S	
11: ___	L R				U S	
12: ___	L R				U S	
13: ___	L R				U S	
14: ___	L R				U S	🌡
15: ___	L R				U S	
16: ___	L R				U S	
17: ___	L R				U S	
18: ___	L R				U S	
19: ___	L R				U S	
20: ___	L R				U S	🌡
21: ___	L R				U S	
22: ___	L R				U S	
23: ___	L R				U S	
24: ___	L R				U S	
1: ___	L R				U S	
2: ___	L R				U S	
3: ___	L R				U S	
4: ___	L R				U S	
5: ___	L R				U S	
Tag						

| Datum: _____ | | | | | | | Mo Di Mi Do Fr Sa So |

🕐	Brust links rechts	Minuten	Flasche in ml	Schlaf in min	Windel Urin Stuhl		Notizen
6: ___	L R				U	S	
7: ___	L R				U	S	
8: ___	L R				U	S	🌡
9: ___	L R				U	S	
10: ___	L R				U	S	
11: ___	L R				U	S	
12: ___	L R				U	S	
13: ___	L R				U	S	
14: ___	L R				U	S	🌡
15: ___	L R				U	S	
16: ___	L R				U	S	
17: ___	L R				U	S	
18: ___	L R				U	S	
19: ___	L R				U	S	
20: ___	L R				U	S	🌡
21: ___	L R				U	S	
22: ___	L R				U	S	
23: ___	L R				U	S	
24: ___	L R				U	S	
1: ___	L R				U	S	
2: ___	L R				U	S	
3: ___	L R				U	S	
4: ___	L R				U	S	
5: ___	L R				U	S	
Tag							

Datum: _____		Mo Di Mi Do Fr Sa So				

🕐	Brust links rechts	Minuten	Flasche in ml	Schlaf in min	Windel Urin Stuhl	Notizen
6: ___	L R				U S	
7: ___	L R				U S	
8: ___	L R				U S	🌡
9: ___	L R				U S	
10: ___	L R				U S	
11: ___	L R				U S	
12: ___	L R				U S	
13: ___	L R				U S	
14: ___	L R				U S	🌡
15: ___	L R				U S	
16: ___	L R				U S	
17: ___	L R				U S	
18: ___	L R				U S	
19: ___	L R				U S	
20: ___	L R				U S	🌡
21: ___	L R				U S	
22: ___	L R				U S	
23: ___	L R				U S	
24: ___	L R				U S	
1: ___	L R				U S	
2: ___	L R				U S	
3: ___	L R				U S	
4: ___	L R				U S	
5: ___	L R				U S	
Tag						

Datum: _____	Mo Di Mi Do Fr Sa So

🕐	Brust links rechts	Minuten	Flasche in ml	Schlaf in min	Windel Urin Stuhl	Notizen
6: ____	L R				U S	
7: ____	L R				U S	
8: ____	L R				U S	🌡
9: ____	L R				U S	
10: ____	L R				U S	
11: ____	L R				U S	
12: ____	L R				U S	
13: ____	L R				U S	
14: ____	L R				U S	🌡
15: ____	L R				U S	
16: ____	L R				U S	
17: ____	L R				U S	
18: ____	L R				U S	
19: ____	L R				U S	
20: ____	L R				U S	🌡
21: ____	L R				U S	
22: ____	L R				U S	
23: ____	L R				U S	
24: ____	L R				U S	
1: ____	L R				U S	
2: ____	L R				U S	
3: ____	L R				U S	
4: ____	L R				U S	
5: ____	L R				U S	
Tag						

Datum: _____							Mo Di Mi Do Fr Sa So

🕐	Brust links rechts	Minuten	Flasche in ml	Schlaf in min	Windel Urin Stuhl		Notizen
6: ___	L R				U	S	
7: ___	L R				U	S	
8: ___	L R				U	S	🌡
9: ___	L R				U	S	
10: ___	L R				U	S	
11: ___	L R				U	S	
12: ___	L R				U	S	
13: ___	L R				U	S	
14: ___	L R				U	S	🌡
15: ___	L R				U	S	
16: ___	L R				U	S	
17: ___	L R				U	S	
18: ___	L R				U	S	
19: ___	L R				U	S	
20: ___	L R				U	S	🌡
21: ___	L R				U	S	
22: ___	L R				U	S	
23: ___	L R				U	S	
24: ___	L R				U	S	
1: ___	L R				U	S	
2: ___	L R				U	S	
3: ___	L R				U	S	
4: ___	L R				U	S	
5: ___	L R				U	S	
Tag							

Datum: _____		Mo Di Mi Do Fr Sa So

🕐	Brust	Minuten	Flasche	Schlaf	Windel		Notizen
	links rechts		in ml	in min	Urin Stuhl		
6: ___	L R				U S		
7: ___	L R				U S		
8: ___	L R				U S	🌡	
9: ___	L R				U S		
10: ___	L R				U S		
11: ___	L R				U S		
12: ___	L R				U S		
13: ___	L R				U S		
14: ___	L R				U S	🌡	
15: ___	L R				U S		
16: ___	L R				U S		
17: ___	L R				U S		
18: ___	L R				U S		
19: ___	L R				U S		
20: ___	L R				U S	🌡	
21: ___	L R				U S		
22: ___	L R				U S		
23: ___	L R				U S		
24: ___	L R				U S		
1: ___	L R				U S		
2: ___	L R				U S		
3: ___	L R				U S		
4: ___	L R				U S		
5: ___	L R				U S		
Tag							

Datum: _____   **Mo Di Mi Do Fr Sa So**

🕐	Brust links rechts	Minuten	Flasche in ml	Schlaf in min	Windel Urin Stuhl	Notizen
6: ___	L R				U S	
7: ___	L R				U S	
8: ___	L R				U S	🌡
9: ___	L R				U S	
10: ___	L R				U S	
11: ___	L R				U S	
12: ___	L R				U S	
13: ___	L R				U S	
14: ___	L R				U S	🌡
15: ___	L R				U S	
16: ___	L R				U S	
17: ___	L R				U S	
18: ___	L R				U S	
19: ___	L R				U S	
20: ___	L R				U S	🌡
21: ___	L R				U S	
22: ___	L R				U S	
23: ___	L R				U S	
24: ___	L R				U S	
1: ___	L R				U S	
2: ___	L R				U S	
3: ___	L R				U S	
4: ___	L R				U S	
5: ___	L R				U S	
Tag						

Datum: _____						Mo Di Mi Do Fr Sa So

🕐	Brust links rechts	Minuten	Flasche in ml	Schlaf in min	Windel Urin Stuhl	Notizen
6: ___	L R				U S	
7: ___	L R				U S	
8: ___	L R				U S	🌡
9: ___	L R				U S	
10: ___	L R				U S	
11: ___	L R				U S	
12: ___	L R				U S	
13: ___	L R				U S	
14: ___	L R				U S	🌡
15: ___	L R				U S	
16: ___	L R				U S	
17: ___	L R				U S	
18: ___	L R				U S	
19: ___	L R				U S	
20: ___	L R				U S	🌡
21: ___	L R				U S	
22: ___	L R				U S	
23: ___	L R				U S	
24: ___	L R				U S	
1: ___	L R				U S	
2: ___	L R				U S	
3: ___	L R				U S	
4: ___	L R				U S	
5: ___	L R				U S	
Tag						

Datum: _____					Mo Di Mi Do Fr Sa So		

🕐	Brust links rechts	Minuten	Flasche in ml	Schlaf in min	Windel Urin Stuhl		Notizen
6: ___	L R				U	S	
7: ___	L R				U	S	
8: ___	L R				U	S	🌡
9: ___	L R				U	S	
10: ___	L R				U	S	
11: ___	L R				U	S	
12: ___	L R				U	S	
13: ___	L R				U	S	
14: ___	L R				U	S	🌡
15: ___	L R				U	S	
16: ___	L R				U	S	
17: ___	L R				U	S	
18: ___	L R				U	S	
19: ___	L R				U	S	
20: ___	L R				U	S	🌡
21: ___	L R				U	S	
22: ___	L R				U	S	
23: ___	L R				U	S	
24: ___	L R				U	S	
1: ___	L R				U	S	
2: ___	L R				U	S	
3: ___	L R				U	S	
4: ___	L R				U	S	
5: ___	L R				U	S	
Tag							

Datum: _____						Mo Di Mi Do Fr Sa So
🕐	Brust links rechts	Minuten	Flasche in ml	Schlaf in min	Windel Urin Stuhl	Notizen
6: ___	L R				U S	
7: ___	L R				U S	
8: ___	L R				U S	🌡
9: ___	L R				U S	
10: ___	L R				U S	
11: ___	L R				U S	
12: ___	L R				U S	
13: ___	L R				U S	
14: ___	L R				U S	🌡
15: ___	L R				U S	
16: ___	L R				U S	
17: ___	L R				U S	
18: ___	L R				U S	
19: ___	L R				U S	
20: ___	L R				U S	🌡
21: ___	L R				U S	
22: ___	L R				U S	
23: ___	L R				U S	
24: ___	L R				U S	
1: ___	L R				U S	
2: ___	L R				U S	
3: ___	L R				U S	
4: ___	L R				U S	
5: ___	L R				U S	
Tag						

Datum: _____ **Mo Di Mi Do Fr Sa So**

🕐	Brust links rechts	Minuten	Flasche in ml	Schlaf in min	Windel Urin Stuhl	Notizen
6: ___	L R				U S	
7: ___	L R				U S	
8: ___	L R				U S	🌡
9: ___	L R				U S	
10: ___	L R				U S	
11: ___	L R				U S	
12: ___	L R				U S	
13: ___	L R				U S	
14: ___	L R				U S	🌡
15: ___	L R				U S	
16: ___	L R				U S	
17: ___	L R				U S	
18: ___	L R				U S	
19: ___	L R				U S	
20: ___	L R				U S	🌡
21: ___	L R				U S	
22: ___	L R				U S	
23: ___	L R				U S	
24: ___	L R				U S	
1: ___	L R				U S	
2: ___	L R				U S	
3: ___	L R				U S	
4: ___	L R				U S	
5: ___	L R				U S	
Tag						

Datum: _____	Mo Di Mi Do Fr Sa So

🕐	Brust links rechts	Minuten	Flasche in ml	Schlaf in min	Windel Urin Stuhl	Notizen
6: ___	L R				U S	
7: ___	L R				U S	
8: ___	L R				U S	🌡
9: ___	L R				U S	
10: ___	L R				U S	
11: ___	L R				U S	
12: ___	L R				U S	
13: ___	L R				U S	
14: ___	L R				U S	🌡
15: ___	L R				U S	
16: ___	L R				U S	
17: ___	L R				U S	
18: ___	L R				U S	
19: ___	L R				U S	
20: ___	L R				U S	🌡
21: ___	L R				U S	
22: ___	L R				U S	
23: ___	L R				U S	
24: ___	L R				U S	
1: ___	L R				U S	
2: ___	L R				U S	
3: ___	L R				U S	
4: ___	L R				U S	
5: ___	L R				U S	
Tag						

Datum: _____		Mo Di Mi Do Fr Sa So

🕐	Brust links rechts	Minuten	Flasche in ml	Schlaf in min	Windel Urin Stuhl	Notizen
6: ___	L R				U S	
7: ___	L R				U S	
8: ___	L R				U S	🌡
9: ___	L R				U S	
10: ___	L R				U S	
11: ___	L R				U S	
12: ___	L R				U S	
13: ___	L R				U S	
14: ___	L R				U S	🌡
15: ___	L R				U S	
16: ___	L R				U S	
17: ___	L R				U S	
18: ___	L R				U S	
19: ___	L R				U S	
20: ___	L R				U S	🌡
21: ___	L R				U S	
22: ___	L R				U S	
23: ___	L R				U S	
24: ___	L R				U S	
1: ___	L R				U S	
2: ___	L R				U S	
3: ___	L R				U S	
4: ___	L R				U S	
5: ___	L R				U S	
Tag						

Datum: _____							Mo Di Mi Do Fr Sa So

🕐	Brust links rechts	Minuten	Flasche in ml	Schlaf in min	Windel Urin Stuhl		Notizen
6: ___	L R				U	S	
7: ___	L R				U	S	
8: ___	L R				U	S	🌡
9: ___	L R				U	S	
10: ___	L R				U	S	
11: ___	L R				U	S	
12: ___	L R				U	S	
13: ___	L R				U	S	
14: ___	L R				U	S	🌡
15: ___	L R				U	S	
16: ___	L R				U	S	
17: ___	L R				U	S	
18: ___	L R				U	S	
19: ___	L R				U	S	
20: ___	L R				U	S	🌡
21: ___	L R				U	S	
22: ___	L R				U	S	
23: ___	L R				U	S	
24: ___	L R				U	S	
1: ___	L R				U	S	
2: ___	L R				U	S	
3: ___	L R				U	S	
4: ___	L R				U	S	
5: ___	L R				U	S	
Tag							

Datum: _____   **Mo Di Mi Do Fr Sa So**

🕐	Brust links rechts	Minuten	Flasche in ml	Schlaf in min	Windel Urin Stuhl		Notizen
6: ___	L R				U	S	
7: ___	L R				U	S	
8: ___	L R				U	S	🌡
9: ___	L R				U	S	
10: ___	L R				U	S	
11: ___	L R				U	S	
12: ___	L R				U	S	
13: ___	L R				U	S	
14: ___	L R				U	S	🌡
15: ___	L R				U	S	
16: ___	L R				U	S	
17: ___	L R				U	S	
18: ___	L R				U	S	
19: ___	L R				U	S	
20: ___	L R				U	S	🌡
21: ___	L R				U	S	
22: ___	L R				U	S	
23: ___	L R				U	S	
24: ___	L R				U	S	
1: ___	L R				U	S	
2: ___	L R				U	S	
3: ___	L R				U	S	
4: ___	L R				U	S	
5: ___	L R				U	S	
Tag							

Datum: _____							Mo Di Mi Do Fr Sa So

🕐	Brust links rechts	Minuten	Flasche in ml	Schlaf in min	Windel Urin	Stuhl	Notizen
6: ___	L R				U	S	
7: ___	L R				U	S	
8: ___	L R				U	S	🌡
9: ___	L R				U	S	
10: ___	L R				U	S	
11: ___	L R				U	S	
12: ___	L R				U	S	
13: ___	L R				U	S	
14: ___	L R				U	S	🌡
15: ___	L R				U	S	
16: ___	L R				U	S	
17: ___	L R				U	S	
18: ___	L R				U	S	
19: ___	L R				U	S	
20: ___	L R				U	S	🌡
21: ___	L R				U	S	
22: ___	L R				U	S	
23: ___	L R				U	S	
24: ___	L R				U	S	
1: ___	L R				U	S	
2: ___	L R				U	S	
3: ___	L R				U	S	
4: ___	L R				U	S	
5: ___	L R				U	S	
Tag							

Impressum: Imprint: Independently published
© 2019
Autor: Sebastian Bär Tempelherrenstraße 9 10961 Berlin
sebbaer_feedback@icloud.com

www.ingramcontent.com/pod-product-compliance
Lightning Source LLC
Chambersburg PA
CBHW060433290526
45791CB00002B/941